AF246818

ADMINISTRATION
DES SERVICES SANITAIRES

ET

D'HYGIÈNE PUBLIQUE EN ÉGYPTE

D'HYGIÈNE ET DE DÉMOGRAPHIE

A PARIS EN 1889

ADMINISTRATION

DES SERVICES SANITAIRES

ET

D'HYGIÈNE PUBLIQUE EN EGYPTE

RAPPORT

Par M. le docteur SIDKY-BEY

Lauréat de la Faculté de médecine de Paris,
ancien aide d'anatomie à la Faculté de médecine à Montpellier,
ancien professeur d'anatomie à l'école de médecine au Caire,
sous-directeur de l'administration
des services sanitaires et d'hygiène publique au Caire.

PARIS

IMPRIMERIE DE LA FACULTÉ DE MÉDECINE

52, RUE MADAME ET RUE CORNEILLE, 3

1889

ADMINISTRATION
DES SERVICES SANITAIRES

ET

D'HYGIÈNE PUBLIQUE EN ÉGYPTE

Sur le désir exprimé par quelques-uns de mes confrères j'ai pris la liberté de consacrer quelques minutes de la séance pour vous entretenir de la marche de l'administration sanitaire en Égypte. Indépendamment du conseil-quarantenaire, il existe une administration sanitaire siégeant au Caire et relevant du ministère de l'intérieur.

Cette administration est divisée en plusieurs sections :

1ᵉʳ Section des services des hôpitaux.

2ᵉ Section d'hygiène publique en province.

3ᵉ Section médico-légale.

4ᵉ Section de démographie.

5ᵉ Section vétérinaire.

6ᵉ Section de laboratoire chimique.

7ᵉ Section de balayage et d'arrosage de la ville du Caire et d'Alexandrie.

Je n'ai pas besoin de vous entretenir du détail de chaque section; les dénominations qui précèdent indiquent par elles-mêmes les attributions de chaque division.

La section des hôpitaux mérite toutefois une explication particulière; en effet les hôpitaux qui, autrefois laissaient beaucoup à désirer, viennent de subir une grande amélioration, tant au point de vue de l'assainissement, que des fournitures des matériaux et instruments, ainsi que des soins médicaux, avec toutes les règles antiseptiques.

Parmi les améliorations introduites au point de vue de l'assainissement, je pourrai citer l'abolition complète des fosses d'aisance, et l'adoption du système de seau hermétiquement fermé; grâce à ce système, à une bonne ventilation, et à diverses autres améliorations, l'influence désastreuse de milieu nosocomal a complètement disparu et la mortalité dans les hôpitaux a été grandement réduite.

En outre, les hôpitaux construits récemment, sont d'après le système de pavillons isolés. Leur nombre actuel est de quinze, non compris un hospice des aliénés et 13 dispensaires, dont la création est tout à fait nouvelle en Egypte, ces dispensaries rendent de grands services pour le soin des malades pauvres. Le nombre des hôpitaux ne répond certainement pas à tous les besoins du pays, mais, étant donné les efforts et le dévouement du Gouvernement de S. A. le khèdiwe, pour améliorer la situation de la population sous le rapport de l'hygiène, il y a lieu d'espérer que l'Égypte sera bientôt dotée d'hôpitaux nouveaux spéciaux pour les maladies infectieuses et autres.

En outre la section d'hygiène en province est composée de médecins chargés, en dehors des soins à donner aux malades, d'un service d'inspection purement hygiénique ; à cet effet, ils sont tenus de faire des tournées d'inspection et de signaler à l'administration centrale toute nouvelle maladie contagieuse ou épidémique, ainsi que toute cause pouvant être considérée nuisible à la santé publique.

Toutes les fois qu'il y a une maladie épidémique, l'administration sanitaire s'empresse d'envoyer sur les lieux infectés une ambulance portative ; cette ambulance, qui ne demande que quelques heures pour son installation, est composée d'une ou de plusieurs tentes doublées, bien aérées avec les médicaments, les matériaux et le personnel nécessaire ; elle sert pour l'isolement des malades. L'administration ne mauque pas en outre de prendre immédiatement toutes les mesures hygiéniques que comporte le cas d'épidémie, tel que désinfection des effets contaminés, badigeonnage à la chaux, etc. ; inutile de vous affirmer que ce système d'ambulance nous a rendu des très grandes services.

J'aborderai tout de suite les réglements en vigueur élaborés par l'administration sanitaire, dans le but d'améliorer l'état hygiénique en ville et en province.

1° Réglement sur la vente des substances vénéneuses ;

2° Réglement de cimetière et d'exhumation ;

3° Réglement des bureaux des mœurs ;

4° Réglement des bouchers et abattoirs :

5° Réglement des étables et l'enlèvement des fumiers ;

6° Réglement de vidange ;

7° Réglement d'épizootie et police sanitaire ;

8° Réglement de saisie de denrées alimentaires et boissons falsifiées ;

9° Réglement de droits sanitaires, y compris le droit de chancellerie pour l'exercice de la médecine et de pharmacie ;

10° Réglement sur l'exercice de la pharmacie, etc.

Outre les réglements spécifiés ci-dessus, le gouvernement, soucieux de la question d'hygiène, a décidé, depuis trois ans environ, une mesure de la

plus grande utilité, celle de la vaccination obligatoire avec un service bien organisé pour faire cette
opération à titre gratuit ; il poursuit en même
temps l'élaboration de nouveaux réglements dont
la compilation servirait plus tard à la formation
d'un code sanitaire.

L'importance de la vaccination obligatoire, sous
peine d'une amende, a rendu des résultats satisfai-
sants, en ce sens qu'il a presque enrayé la variole,
et les quelques cas qui se produisent se manifestent
le plus souvent chez des sujets qui échappent à cette
mesure, nota mment dans lacolonie européenne qui
n'était pas soumise à cette loi locale et hygiénique,
mais qui, par l'effet d'une convention nouvelle
avec les puissances, y sera soumise à l'avenir.

L'Administration comprend dans son personnel
en ingénieur techniqueIl y existe en outre des maga-
sins centraux pour les fournitures de tous les médicaments, spécialités, produits chimiques, linge-
ries, matériaux, en un mot tout ce qui est nécessaire pour les hôpitaux et leurs dépendances.Enfin,
Messieurs, le gouvernement de Son Altesse ne se
lassant pas de rechercher par tous les moyens à as-
surer au pays un état de salubrité aussi parfait
que possible ; vient d'engager un ingénieur compé-
tent pour étudier un système de canalisation pour

la ville du Caire. On espère que bientôt la ville en sera dotée.

Je ne puis terminer sans exprimer combien je suis sensible à l'honneur qui m'a été fait d'être parmi les présidents et sans émettre la conviction très ferme que je possède de retirer du Congrès, auquel je prends part, un profit incontestable pour l'hygiène de mon pays.

Paris. — Typ. A. PARENT, A. DAVY, succ., imp. de la Faculté de médecine, 52, rue Madame et rue Corneille, 3